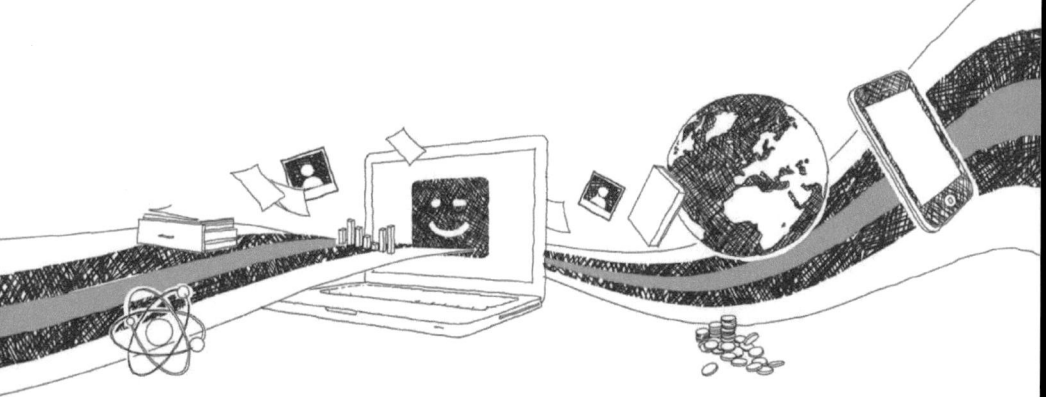

Bibliografische Information der Deutschen Nationalbibliothek:

Die Deutsche Bibliothek verzeichnet diese Publikation in der Deutschen National-
bibliografie; detaillierte bibliografische Daten sind im Internet über http://dnb.d-
nb.de/ abrufbar.

Impressum:

Copyright © 2005 GRIN Verlag, Open Publishing GmbH
Druck und Bindung: Books on Demand GmbH, Norderstedt Germany
ISBN: 978-3-668-13681-6

Dieses Buch bei GRIN:

http://www.grin.com/de/e-book/278215/die-bedeutung-des-qualitaetsmanagements

Rudolf Kutz

Die Bedeutung des Qualitätsmanagements

GRIN Verlag

GRIN - Your knowledge has value

Der GRIN Verlag publiziert seit 1998 wissenschaftliche Arbeiten von Studenten, Hochschullehrern und anderen Akademikern als eBook und gedrucktes Buch. Die Verlagswebsite www.grin.com ist die ideale Plattform zur Veröffentlichung von Hausarbeiten, Abschlussarbeiten, wissenschaftlichen Aufsätzen, Dissertationen und Fachbüchern.

Besuchen Sie uns im Internet:

http://www.grin.com/

http://www.facebook.com/grincom

http://www.twitter.com/grin_com

Bedeutung des Qualitätsmanagements

Rudolf Kutz

Inhaltsverzeichnis

1 Einleitung

Qualitätsmanagement (QM) im Gesundheits- und Sozialwesen ist gegenwärtig ein heiß diskutiertes Thema. Jeder weiß irgendetwas darüber, aber nur wenige wissen, was hinter diesem Konzept steckt und warum es erst seit ca. 4-5 Jahren in den Mittelpunkt der Diskussion gerückt ist.

Seit dem Gesundheitsstrukturgesetz 2000 sind ambulant tätige Therapeuten und Ärzte sowie Krankenhäuser, Rehakliniken und Pflegeeinrichtungen zur internen Qualitätssicherung verpflichtet. Darüber hinaus haben sie sich an interorganisatorischen und segment-übergreifenden QM-Maßnahmen zu beteiligen (§ 135 SGB V).

Die derzeitige Flut an Literatur zum QM ist von Fachleuten kaum noch zu systematisieren und für Laien wie Studenten nicht mehr transparent.

Die Konzepte und Begriffe reichen von TQM, UQM, KTQ, EFQM, DIN EN ISO 9000 ff. und PQM über HMO's, JCAHO und BQS bis hin zu DMP's, DRG's, evidenz based medicine, Managed Care, Home Care, Pflegequalität, pathway's, Struktur-, Prozess- und Ergebnisqualität usw.

Dieser Informationsflut lässt sich nur unter spezifischen Fragestellungen ansatzweise systematisieren. Deshalb beginne ich mit einem kurzen historischen Exkurs über die bundesdeutsche Entwicklung. Das Programm 2000 der WHO aus dem Jahre 1984 stelle ich aus Gründen der internationalen Entwicklung voran.

Der Sachverständigenrat zur konzertierten Aktion im Gesundheitswesen hat sich im Jahre 1989 erstmals dezidiert mit einer sozialpolitischen Analyse und entsprechenden Empfehlungen zum QM geäußert, wobei die Auffassung des Rates sich von einer Stärkung der **Selbstregulationsmechanismen** bis zu einer Verpflichtung zum internen und externen QM fortentwickelt hat. Die Empfehlungen des Rates haben mithin eine Intensivierung der QM-Konzepte und eine kritische Diskussion eingeleitet. Deshalb ist es empfehlenswert, die Gutachten des Rates zu studieren, da ebenfalls eine sehr gute Literaturliste, zur Vertiefung der Thematik, angefügt ist.

Die Differenzierung zwischen externem und internem QM (Punkt 4) können als strukturelle Aspekte interpretiert werden, deren unterschiedliche Ansatzpunkte der Systematisierung für die QM-Konzepten dienen. Die Verknüpfung der strukturellen Aspekte mit dem Problemaufriss des Sachverständigenrates (Punkt 3) vermittelt einerseits, wie wichtig eine systematische Trennung von internem und externem QM ist und andererseits, welche methodischen Probleme entstehen, wenn beide Aspekte undifferenziert verwendet werden.

2   Historischer Exkurs

Zur Bedeutung der Qualitätssicherung bezog die WHO bereits im Jahre 1984 in ihrem Programm 'Gesundheit 2000' folgende Position:
"Bis zum Jahre 1990 sollte es im Gesundheitsversorgungssystem jedes Mitgliedstaates effektive Verfahren zur Qualitätssicherung in der Patientenversorgung geben. Dieses Ziel könnte erreicht werden durch:

- die Einführung von Methoden und Verfahren zur systematischen Überwachung der Qualität der Patientenversorgung,
- die Bewertung diagnostischer und therapeutischer Verfahren,
- die Definition von Standards und ihre Einführung in den medizinischen Alltag
- und die Aus-, Fort- und Weiterbildung des ärztlichen und nichtärztlichen Personals im Bereich der Qualitätssicherung." (zitiert nach Kutz 1991)

Der Sachverständigenrat für die konzertierte Aktion im Gesundheitswesen führt 1989 in seinem Jahresgutachten aus:
"Eine Qualitätssicherung ärztlichen Handelns wird von allen an der Gesundheitsversorgung Beteiligten gefordert. Die Gründe dafür liegen vor allem in

- dem verstärkten Bemühen der Ärzte um eine Verbesserung ihrer Qualität,
- dem wachsenden Bewusstsein und Wissen, dass ärztliches Handeln unvollkommen sein kann,
- der steigenden Sensibilität der Patienten gegenüber der Qualität der ärztlichen Leistungen,
- der Behauptung, dass die gegenwärtigen Bemühungen um Kostendämpfung zu einer unkontrollierten Senkung der Qualität führen könnten,
- der Hoffnung, mit Hilfe qualitätssichernder Maßnahmen das ärztliche Handeln stärker zu kontrollieren und sie als Instrument zur Steigerung der Wirtschaftlichkeit einsetzen zu können."

Bezogen auf Deutschland zeigt sich jedoch, dass eine intensive Diskussion im Gesundheitswesen erst mit der gesetzlichen Fixierung der Qualitätssicherung im SGB V einsetzte: Vorschriften zur Qualitätssicherung sind in den §§ 135-139 SGB V geregelt.

Das SGB V verpflichtete seit 1989 im § 137 die nach § 108 SGB V zugelassenen Krankenhäuser sowie Versorgungs- und Rehabilitationseinrichtungen, mit denen Versorgungsverträge bestehen, zur 'Teilnahme' an Qualitätssicherungsmaßnahmen. Die Verfahrens- und Prüfungsgrundsätze der Qualitätsprüfungen in den Krankenhäusern sind in zweiseitigen Verträgen zwischen Landesverbänden der Krankenkassen bzw. den Verbänden der Ersatzkassen und den Landeskrankenhausgesellschaften bzw. den Vereinigungen der Krankenhausträger der Länder zu vereinbaren (§ 112 SGB V). Für die ambulante kassenärztliche bzw. vertragsärztliche und die kassenzahnärztliche bzw. vertragszahnärztliche Versorgung erlassen die Kassenärztliche Bundesvereinigungen Richtlinien zur Durchführung der Qualitätssicherung (§ 135 Abs. 3 SGB V). Die Bundesausschüsse der Ärzte und Krankenkassen haben ihrerseits Richtlinien für die Sicherung der ärztlichen Versorgung im einzelnen zu beschließen, die eine Gewähr für eine ausreichende, zweckmäßige und wirtschaftliche Versorgung der Versicherten bieten müssen (§ 92 Abs. 1 SGB V). (Sachverständigenrat 1989).

Versuche einer freiwilligen Implementierung der Qualitätssicherung und -kontrolle im Versorgungssystem des Gesundheitswesens scheiterten in der Vergangenheit immer wieder an den unterschiedlichsten Einwänden bestimmter Berufsgruppen, die primär die Kontrolle und Transparenz ihrer Leistungen sowie Eingriffe in diagnostische und therapeutische Freiheit befürchteten. (vgl. Igl 1992, Sachverständigenrat 1995)

Vor diesem Hintergrund hat mit Einführung des SGB V, insbesondere aber seit 1990 eine Diskussion begonnen, die in allen Bereichen des Gesundheits- und Sozialwesens, insbesondere im Bereich des ambulanten und stationären, pflegerischen und rehabilitativen Versorgungssystems, Qualitätssicherungsprogramme und damit Transparenz, Effektivität und Effizienz von Gesundheitsleistungen zum Gegenstand hat.

Fast 20 Jahre mussten vergehen, bevor die Forderungen der WHO zur Qualitätssicherung im Gesundheitsstrukturgesetz 2000 für den ambulanten und stationären Versorgungsbereich im SGB V, SGB IX und SGB XI verpflichtend geregelt wurden. Die gesetzlichen Grundlagen des Qualitätsmanagements sind zwar für einzelne Segmente fixiert, aber sofern ein sozialpolitisches Gesamtkonzept der Qualitätssicherung im gesundheitlichen Versorgungssystem in den Mittelpunkt der Betrachtung gestellt wird, zeigen sich in der Praxis und Theorie leider nur Ansätze für die Entwicklung und Implementierung von Qualitätssicherungsprogrammen. Die freiwillige Etablierung des Qualitätsmanagement auf allen Ebenen des Versorgungssystems steht noch aus (vgl. Sachverständigenrat 2000/2001).

3 Gegenwärtige Problematik

Im Gutachten 2000/2001 definiert der Rat:
"Methoden der Qualitätssicherung bzw. des Qualitätsmanagements befassen sich mit der Art und Weise, wie vorhandene Einrichtungen, Verfahren, Maßnahmen und Dienstleistungen zum gesundheitlichen Wohl des Patienten verbessert und wie mögliche versorgungsbedingte Schäden vermieden werden können. Der Rat hält es insofern für sinnvoll, sie als ‚sekundäre Technologien' zu bezeichnen, die zur Optimierung sogenannter ‚primärer Technologien' der Diagnostik, Therapie, Rehabilitation oder Beratung eingesetzt werden.

Sie haben den Zweck, Gesundheitsberufe, Einrichtungen der Gesundheitsversorgung und Patienten dabei zu unterstützen, gewünschte Gesundheits- bzw. Versorgungsziele zu erreichen." (Sachverständigenrat 2001)

Diese Entwicklung hat schließlich im Gesundheitsstrukturgesetz 2000 zu einer für alle im Gesundheitssystem Tätigen verpflichtenden Regelung geführt, deren Ausführungsbestimmungen eine Etablierung des Qualitätsmanagements, insbesondere im stationären Versorgungsbereich bis 2003 fordern.

Was immer noch fehlt, ist eine hinreichende Ausgestaltung von Qualitätsmanagementprogrammen auf allen Ebenen des gesundheitlichen und sozialen Versorgungssystems (Vernetzung/ Verzahnung der Segmente). Im Besonderen fehlt es aber an einheitlicher und ausdifferenzierter Ausgestaltung der **externer Qualitätssicherung** und **-kontrolle** (vgl. Kutz 2001).

Der Rat führt hierzu aus: "Die bisherigen Probleme bei der Durchführung qualitätssichernder Maßnahmen lassen sich im wesentlichen auf folgende Defizite zurückführen:

- Die durchgeführten Maßnahmen sind unvollständig und decken nur einzelne Phasen des problemorientierten Qualitätszyklus ab.

- Die Erfassung der Langzeitergebnisse diagnostisch-therapeutischen Handelns ist unzureichend.

- Motivationsprobleme und fehlende Anreize erschweren die Entwicklung und Durchführung qualitätssichernder Maßnahmen.

- Die qualitätssichernden Maßnahmen brechen an Grenzen von Institutionen und Professionen ab.

Ein weiteres Problem der im stationären Bereich bislang dominierenden Verfahren der externen Qualitätskontrolle (z. B. der Qualitätssicherung bei Fallpauschalen und Sonderentgelten) ist darin zu sehen, dass diese in der Reaktion auf mögliche Qualitätsdefizite außerordentlich schwerfällig sind. Zwischen der Erhebung evtl. auffälliger Daten und der Einleitung gezielter Maßnahmen können im Einzelfall Jahre vergehen.

Die geplante Umstellung der Krankenhausvergütung auf ein umfassendes pauschaliertes Entgeltsystems erhöht aus der Sicht des Rates die Notwendigkeit einer konsequenten Qualitätssicherung, um potentiellen Gefährdungen der Versorgungsqualität durch eine Unterversorgung wirksam zu begegnen.

Teilweise überwiegt bei den Ärzten (Professionellen) vor Ort der Eindruck, Qualitätssicherung bestehe in erster Linie aus mehr Arbeit, Kontrolle und Sanktionen. Im Gegensatz zu anderen Wirtschaftszweigen, für welche die modernen Konzepte des Qualitätsmanagements entwickelt wurden, fehlt im deutschen Gesundheitswesen (und Sozialwesen) der Anreiz, sich durch einen Qualitätswettbewerb positiv von anderen Leistungserbringern abzusetzen." (Sachverständigenrat 2001)

Die Diskussion in der einschlägigen Literatur (vgl. Kellnhauser 1992, Schiemann 1992; Görres 1992; Beyer 1992; Kurrath-Lies 1992; Schöniger 1991, VDR 1992, Selbmann 1990, 1994, 1996, 2000, Besken 1991, Häußler 1991, Viethen 1996, Paeger 1996, 1997, 1998; Rienhoff 1998, Hermanek 1995, Engert 1995,) offenbart leider auch erhebliche Defizite im Hinblick auf die Zusammenhänge zwischen Struktur-, Prozeß- und Ergebnisqualität.

Ergebnisqualität wird vorwiegend im Zusammenhang mit Effizienzaspekten disku- tiert, während die Ausgestaltung expliziter Qualitätssicherungskonzepte auf der Ba- sis adäquater **Evaluationsprogramme** zur Planung, Implementierung und Erfolgs- messung wiederum keine allgemeine Verbreitung gefunden hat (vgl. Kloster/ Ru- precht 1992; Görres 1992). Die QM-Konzepte wie TQM, UQM, KTQ, EFQM werden der wissenschaftlichen Diskussion teilweise entzogen, indem private (EFQM, UQM) und öffentlich rechtliche Institutionen (KTQ) ihre Konzepte quasi "patentrechtlich" schützen und zum Teil nur in Verbindung mit entsprechenden Schulungen verkau- fen. Damit ist die Transparenz und kritisch-wissenschaftliche Diskussion dieser Konzepte kaum gewährleistet.

Die Methodik, die Instrumente vor allem aber ein pragmatischer Ansatz der Quali- tätssicherung werden kaum thematisiert, genauso wenig wie Qualitätskontrolle, Sanktionen bei Verstoß und öffentliche Transparenz der Qualität der medizinischen Versorgung oder Integration und Partizipation der Nutzer, Patienten oder Kunden (vgl. Kutz 1991, 2001; Paeger 1997; Viethen 1995).

4   Strukturen des Qualitätsmanagements

Qualitätsmanagement im Gesundheits- und Sozialsystem bezeichnet Transparenz und Nachprüfbarkeit systemimmanenter Strukturen und Handlungskonzepte, den Grad der Kooperation innerhalb und zwischen Organisationen und Beteiligten, Ko- ordination der diagnostischen und therapeutischen Maßnahmen, Effektivität und Effizienz von Leistungen, die von professionell organisierten Institutionen erbracht und von einer spezifischen Gruppe - den Versicherten, Patienten, Nutzern, Kunden, Klienten usw. - in Anspruch genommen werden.
Qualitätssicherung heißt danach nichts anderes, als dass die Klienten oder Nutzer einen Anspruch auf Leistungen haben, die dem gegenwärtigen Stand der wissen- schaftlichen Erkenntnisse entsprechen, dem Prinzip der ökonomischen Rationalität folgen und für alle Beteiligten transparent und nachprüfbar sind.
Qualitätsmanagement ist vor diesem Hintergrund mehr als nur ökonomisches Regu- lationsinstrumentarium für das Gesundheits- und Sozialwesenwesen.

Qualitätsmanagement (Qualitätssicherung und -kontrolle) ist gleichermaßen

- ein Instrumentarium zur Reflektion professionellen Handelns,
- ein Instrument für zielgerichtetes planvolles Handeln,
- ein Instrument zur Prüfung, ob Beratung, Intervention, Diagnostik und Therapie sich an beobachtbaren Fakten und an Standards orientieren;
- eine Kontrolle der professionellen Handlungsintentionen und Handlungsmuster, die dem Stand der gegenwärtigen wissenschaftlichen Erkenntnisse entsprechen müssen,

und

- es dient dazu, Interventionsverläufe durch Dokumentation adäquater Maßnahmen **valide**, nachvollziehbar, **reliabel** und letztendlich auch für die Betroffenen transparent und objektivierbar zu gestalten.

Qualitätsmanagement hat nicht nur das Ziel, die Effektivität professionellen Handelns zu messen und verbessern, sondern auch die Effizienz der erbrachten Leistungen zu erhöhen, um die Kosten im Gesundheits- und Sozialwesen zukünftig besser regulieren sowie ziel- und erfolgsorientierter einsetzen zu können.

4.1 Externe Qualitätssicherung

Der Ansatz der externen Qualitätssicherung unterstellt, dass eine interne Qualitätssicherung bei den Leistungsanbietern nicht ausreicht. Die sogenannten Selbstregulationsmechanismen in den Organisationen erschweren die Herstellung von Transparenz über Effektivität und Effizienz der Leistungen.
Die immensen Kostensteigerungen im Gesundheitswesen und die Konsolidierung kommunaler Haushalte, Kranken- und Pflegekassen zwingen letztendlich zur Prüfung der Sachlage, welcher optimale rsp. minimale Mitteleinsatz zu welchen spezifischen Erfolgen führen kann.

Die Entwicklung und Implementierung von Standards im Bereich der Struktur-, Prozess- und Ergebnisqualität sollte Objektivität und Vergleichbarkeit gewährleisten. Diese können - nach Erfahrungen in den Niederlanden und USA - aber sehr viel eher durch externe (neutrale) Qualitätssicherungsorganisationen oder durch Qualitätskontrollen der Kostenträger gewährleistet werden (vgl. Pflegeversicherungsgesetz) (Geraedts 1999, Kutz 2001, Joint Commission 1999).

Durch allgemein verbindliche Handlungsstandards ist zunächst eine Marktsteuerung im Hinblick auf die Zulassung von Leistungsanbietern, eine Transparenz im Rahmen des gesamten Leistungsspektrums der Anbieter, Bewertungsmaßstäbe für Leistungsangebote, eine Vergleichbarkeit von Kosten und Nutzen zwischen Anbietern (Benchmarking) in jeweiligen Funktionssystemen (Behandlung, Rehabilitation und Pflege) sowie den Ebenen (ambulant, teilstationär, stationär) möglich. Eine Prüfung der tatsächlich durchgeführten Maßnahmen und Analysen im Bereich der Effektivität und Effizienz, Defizitaufdeckung und deren Beseitigung können ebenfalls eher von einer neutralen Organisation gewährleistet werden.

Ein **Minimalprogramm** im Rahmen einer externen Qualitätssicherung und -kontrolle sollte folgende Aspekte beinhalten:

- Schweregrad der Erkrankung, Leistungseinschränkungen und Pflegebedürftigkeit (Diagnostik)
- Aufnahmebedingungen und -dokumentation
- Einheitliche Vertragsbedingungen
- Beratung (welche Dienstleistung)
- Inanspruchnahme von bestimmten Maßahmen (Dauer dieser Maßnahmen)
- Sterberate, insbesondere in den ersten 6 Monaten (Begründungen),
- allgemeine und individuelle Maßnahmenpläne,
- Therapieplanung,
- Begründung von Modifikationen Therapie, Zustand),
- Dokumentation (Aufnahme, Planung, Ziele, Maßnahmen, Modifikationen, Komplikationen, Defizite, Analysen zur Verbesserung, Verbrauch von Pflegemitteln),
- Kosten-Nutzen-Rechnung (unter Berücksichtigung der Fördermittel)
- jährlicher Bericht zur Qualitätssicherung.

Bei der externen Qualitätssicherung und -kontrolle ist zu prüfen, welche organisatorische Konstruktion gewählt wird, d.h. welche zentrale oder dezentrale Organisation übernimmt die Qualitätskontrolle der am Versorgungsprozess Beteiligten.

Darüber hinaus fällt in diesen Bereich das Benchmarking, um die Qualität durch Vergleiche mit anderen Institutionen zu messen (vgl. Paeger 1998, Kutz 1991).

Gegenwärtig erschöpft sich das externe Qualitätsmanagement im bundesdeutschen Sozial- und Gesundheitswesen vorwiegend in Zertifizierungen von Einrichtungen. Zertifizierungen werden von den unterschiedlichsten Organisationen (TÜV, priv. Unternehmensberatungen, BQS, EFQM e.V.) durchgeführt. Die jeweiligen Zertifizierungsinstitutionen haben spezifische Anforderungsprofile entwickelt und prüfen über eine sogenannte Fremdbewertung, ob die Anforderungen für das interne QM erfüllt werden. Sofern eine medizinische Organisation das Anforderungsprofil erfüllt, erhält es eine schriftliche Bestätigung für die Existenz eines internen QM. Diese Zertifizierung sagt aber nur etwas darüber aus, dass ein Krankenhaus, Pflegeheim, Erziehungsheim usw. die QM-Anforderungen erfüllt hat. Es sagt nichts darüber aus, inwiefern QM auch wirklich praktiziert wird, ob die etablierten QZ auch ihre fachspezifischen Aufgaben erfüllen, ob die im Handbuch fixierten Standards, Leitlinien und Empfehlungen auch tatsächlich angewendet werden, ob die Qualitätsindikatoren (sofern sie überhaupt Bestandteil des QM-Konzeptes sind)

Grundlage der Ergebnisqualität sind und ob eine externe Qualitätskontrolle gewährleistet ist usw.?

Zertifizierungen in den USA beispielsweise, die von der JCAHO (Joint Commission of Akkreditation on Health Care Organizations) vergeben werden, haben die Funktion, Gesundheitsorganisationen erst einen Zugang zum Markt zu eröffnen, d.h. eine Zertifizierung ist die Voraussetzung für den Abschluss eines Versorgungsvertrages mit einem Kostenträger (vgl. Geraedts 1999, Kutz 2001).

Dies ist in der Bundesrepublik aber nicht der Fall. Hier werden Zertifizierungen von Gesundheitsorganisationen angestrebt, die bereits seit langer Zeit etabliert sind. Aufgrund der Zuständigkeit der Länder für Krankenhausplanung, des Gesetzgebers für den Bereich der GKV, des Besitzstandes von Einrichtungen durch Kostenträger und öffentliche Hand und einer Bestimmung des Leistungsumfanges durch Ärzte (**angebotsinduzierte** Nachfrage), ist zu bezweifeln, ob in der Bundesrepublik ein Gesundheitsmarkt existiert. (vgl. Hujer 1999)

Interessant sind Zertifizierungen dann, wenn neue Anbieter von Sozial- und Gesundheitsleistungen Versorgungsverträge mit den Kostenträgern anstreben, weil dann vor Abschluss des Versorgungsvertrages geprüft werden kann, ob die spezifischen Anforderungen auch erfüllt werden. Eine nachträgliche Zertifizierung von etablierten Einrichtungen wirkt eher kostenextensiv und innovationshemmend, auch deshalb, weil je nach Größe der Einrichtung unterschiedlich lange Prüfzeiträume zu berücksichtigen sind. Darüber hinaus darf man nicht vergessen, dass sowohl die Krankenkassen als auch die Rentenversicherungsträger eigene Kliniken besitzen und sicherlich nicht motiviert werden können, Kliniken zu schließen, die die Anforderungen an eine Zertifizierung nicht erfüllen.

Vor diesem Hintergrund ist eine gesetzliche Verpflichtung zum internen QM sehr sinnvoll, aber bei den etablierten Einrichtungen sollte diskutiert werden, ob eine Zertifizierung der Zielvorstellungen des QM entspricht. Viel wichtiger sind möglicherweise externe Qualitätskontrollen, die in bestimmten Zeitabschnitten von den Kostenträgern oder einer beauftragten Institutionen durchgeführt werden. Eine neutrale externe Qualitätskontrolle gewährleistet, dass internes QM auch faktisch praktiziert wird, sofern geeignete Sanktionen bei Nichterfüllung zur Verfügung stehen. (vgl. hierzu Kutz 2001)

4. 2   Internes Qualitätsmanagement

Die **interne Qualitätssicherung**, die einerseits die externen Qualitätsanforderungen und -programme zu berücksichtigen hat und darüber hinaus noch zusätzliche interne Qualitätssicherungsmaßnahmen umsetzt und entwickelt, gilt als die effektivste Art der Qualitätssicherung. Die Erfahrungen in den Niederlanden (Geraedts 1999, Giebing 1991), und den USA (Besken 1987, Gebert 1989, Nippert 1992, Paeger 1998) zeigen, dass die Selbstregulationsmechanismen der

Qualitätssicherung dann am besten funktionieren, wenn die Mitarbeiter sich mit den Zielen und der Notwendigkeit der Maßnahmen identifizieren können.

Partizipation bei der Entwicklung von Standards und bei der Defizitanalyse sowie bei der Beseitigung von Defiziten, ein kooperativer Führungsstil im Rahmen der Prozessqualität bieten dem Personal entsprechende Motivationen zur Akzeptanz von Programmen (vgl. Besken 1987, Kutz 1991, Kügler 1990, Görres 1992, Amelung 1999).

In diesem Bereich haben sich besonders Qualitätszirkel oder Projektgruppen bewährt, die sowohl fachabteilungsspezifisch als auch fachabteilungsübergreifend konstituiert werden können und entsprechende Berichte und Analysen anfertigen. An eine externe Beratung wäre in dem Fall zu denken, wenn Probleme auftauchen oder wenn eine Einführung und Konstituierung derartiger Gruppen ansteht (regionale oder überregionale Qualitätssicherungsorganisationen).

Den internen Qualitätszirkeln bleibt es auch vorbehalten, in Eigeninitiative entsprechende Defizite zu beseitigen oder interne Vorschläge zur Verbesserung und Weiterentwicklung der Qualitätssicherung zu machen. Je besser die interne Qualitätssicherung, desto weniger braucht Kontrolle gefürchtet zu werden und desto besser die Außendarstellung (vgl. Görres 1992, Kügler 1990, von Ferber 1990, Paeger 1998, Amelung 1999, Kutz 2001).

Im Bereich der internen Qualitätssicherung haben sich in der Bundesrepublik folgende Qualitätsmanagementkonzepte durchgesetzt:

- **KTQ** - **EFQM**
- **TQM** - **DIN EN ISO 9000ff.**
- **UQM** - **PQM**

Diese internen QM-Konzepte zielen derzeit primär auf eine Zertifizierung ab, wobei zunächst eine interne Selbstbewertung durchgeführt wird, aus der dann das QM-Konzept entwickelt werden sollte bzw. die bei der Selbstbewertung herauskristallisierten Defizite und Mängel werden beseitigt, um die Zertifizierungsanforderungen zu erfüllen. Konzepte des interne QM intendieren jedoch eine permanente Diskussion und interne Kontrolle, damit ein kontinuierlicher Prozess des Qualitätsmanagements etabliert werden kann und Veränderungsprozesse zur Anpassung an sich verändernde Rahmenbedingungen und Standards problemlos integriert werden können.

Dabei haben sich international die Begriffe von Donabidian (1966, 1976) durchgesetzt:

- Strukturqualität
- Prozessqualität
- Ergebnisqualität.

Zwischen diesen Ebenen besteht ein Zusammenhang: **die Ergebnisqualität kann nur so gut sein wie die Struktur- und Prozessqualität.**

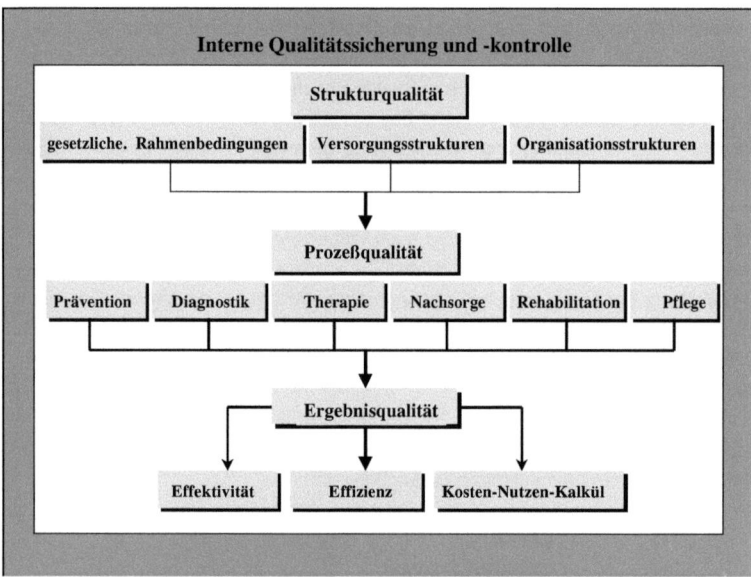

Abb. 1: Internes Qualitätsmanagement (Donabidian 1966)

5 Zusammenfassung

Qualitätsmanagement wird heute in allen Bereichen des Gesundheits- und Sozialwesen diskutiert – ob nun in Reha-Kliniken, Krankenhäusern, bei ambulanten oder teilstationären Versorgungseinrichtung, in Kindergärten, Kinderheimen oder Berufsbildungswerken. Eine methodische Systematik ist angesichts der unübersehbaren Anzahl von Artikeln und Büchern nicht mehr möglich. Deshalb wurde in dieser Arbeit zunächst eine allgemeinere Darstellung gewählt, die Sie mit dem Vokabular und den Problemen vertraut macht.

Der historische Exkurs zeigte die Entwicklung im sozialpolitischen Bereich, der - in Anlehnung an die Auffassungen der WHO zum QM - die im Verlaufe der Zeit veränderten Einstellungen des Sachverständigenrates zur konzertierten Aktion im Gesundheitswesen demonstriert.

Die Aussagen des Rates sind für die Entwicklungen in unserem Landes deshalb von Bedeutung, weil er in seinen Analysen und Empfehlungen zukünftige Konzepte vorwegnimmt und die gesetzlichen Veränderung beeinflusst.

Die strukturellen Aspekte des QM's vermittelten Ihnen zunächst eine erweiterte Definition des QM. Die groben Differenzierungskriterien interne und externe QS und QK sind Grundlage für die Systematisierung der QM-Konzepte, die derzeit angewendet werden.

Die externe Qualitätssicherung und -kontrolle als Ausdruck einer Fremdprüfung oder in Form von Anforderungsprofilen für Versorgungseinrichtungen ist für die öffentliche Transparenz und Objektivität von Leistungen und Angeboten unerlässlich.

Das Interne QM ist die lebendige Praxis, ein kontinuierlicher Prozess zur Verbesserung der Versorgungsqualität von Patienten, Kunden oder Nutzern des Systems. Es bietet aber gleichwohl den Professionellen die Möglichkeit, zur Datenerhebung, Dokumentation der Prozesse, Reflektion des eigenen Handelns, Arbeiten nach Standards, Leitinien und Empfehlungen sowie deren Einhaltung, für Medizincontrolling in Form der Nachweisbarkeit von Effektivität und Effizienz der Versorgungs- und Verwaltungsprozesse. Letztendlich können neuere Entwicklungen in Diagnostik, Therapie und Nachsorge problemlos in ein bestehendes QM-Konzept integriert werden.

Defizite und Mängel können sehr rasch erkannt und durch entsprechende Analysen und Konzepte verändert werden, so dass der Auffassung, interne QM sei die effektivste Form des QM, uneingeschränkt zugestimmt werden kann.

Literaturverzeichnis (inklusive weiterführender Literatur)

Asklepios Kliniken GmbH: III. Asklepios Symposium, Kronberg 1998

Badura, B., Strodholz, P.: (1998) Qualitätsförderung, Qualitätsforschung und Evaluation im Gesundheitswesen, in Schwartz, F. W., Badura, B., Leidl, R., Raspe, H., Siegrist, J. (Hrsg.): Das Public Health Buch, S. 574ff

Besken, F/Kunczik, Th.: Frühzeitige Therapie kann Milliarden sparen. Der Kassenarzt 42 (1991) 36-42

Beyer, J.: Pflegemodelle von Morgen, Altenpflege 17 (1992) 4, 256-259

Beyer, J.: Pflegeziel Wohlbefinden, Altenpflege 17 (1992) 7, 447-449

Bierhoff, H.W.; G.F. Müller: Kooperation in Organisationen. Zschr. f. Arbeits- und Organisationspsychologie 37 (1993) 42-51

Böcken, Jan; Butzlaff, Martin; Esche, Andreas (Hrsg.): Reformen im Gwesundheitswesen, Gütersloh (2000), Bertelsmann Verlag

Büssing, Andre; Glaser, Jürgen: Mitarbeiter- und Patientenorientierung in der Pflege als Teil des QM, Pflege 2001: 339-350

Corbie, Jean Paul: Defizite im Gesundheitswesen, München 2003, http:www.wissen24.de

Donabedian, A.: Evaluating the Quality of Medical Care. Milbank Mem Fund Quart 44 (1966) 166-203

Donabedian, A.: Evaluating physician competence. Conference on assessing physician performance in ambulatory care, American Society of internal Medicine, San Francisco 1976

Donahue, Tina: ISO, EFQM, BALDRIDGE and HEALTH CARE ACCREDITATION - a comparison, in Asklepios Kliniken GmbH: IV. Asklepios Kongreß, Kronberg 1998

Donahue, Tina: Joint Commision on Accreditation of Healthcare Organizations, in Asklepios Kliniken GmbH: IV. Asklepios Kongreß, Kronberg 1998

Enghofer, E., K. Winkler: Qualitätssicherung in der Onkologie - Grundlagen und Definitionen, Hrsg.: Deutsche Krebsgesellschaft, München, Bern (1995)

Eiff, Wilfried von: Führung und Motivation im Krankenhaus, Stuttgart Berlin Köln (2000), Verlag W. Kohlhammer

Gabanyi, Monika: Qualitätssicherung in der ambulanten Pflege, (BASYS) (1995)

Gaeredts M: Qualitätsbewertung in amerikanischen Managed-Care-Organisationen, Gesundh.ökon.Qual.mang. 4, 1999: 4-13

Gebert, A. J.: Evaluation und Qualitätssicherung in Health Maintenance Organization, Deutsche Rentenversicherung, 8-9 (1989) 494-501

Giebing, H.: Qualitätssicherung in den Niederlanden. Die Schwester/Der Pflleger 30 (1991) 12ff.

Glaeske Gerd, Wuppertal: „Qualitätszirkel – Instrument zur Optimierung der Arzneimittelversorgung". Die Ersatzkasse 12/96: 447-452

Glaeske Gerd, Wuppertal: „Qualitätszirkel". Die Ersatzkasse (1996) 447-452.

Görres, S.: Gesundheits- und Qualitätszirkel Teil I, Pflege 5 (1992) 2: 127-132

Görres, S.: Gesundheits- und Qualitätszirkel Teil II, Pflege 5 (1992) 2: 177-182

Görres, Stefan; Hinz, Ingo M.; Reif, Karl: Pflegevisite: Möglichkeiten und Grenzen, Pflege 2002: 25-32

Grossarth-Maticek, Ronald: „Krankheit als Biographie". Berlin 1979

Großpietzsch, R.; S. M. Großpietzsch: Die Wahrheitsfrage in der sozialmedizinischen Begutachtung. Öff. Gesundh-Wes. 48 (1986) 277-280

Hansis, M.: Medizinische und administrative abteilungsinterne Leitlinien als Grundlage eines Qualitätsmanagementsystems. QualiMed 6 (1998) 8-12

Hauke, Eugen: Qualitätssicherung im Krankenhaus, Wien (1991)

Hauser, E.. Qualitätszirkel als Innovationsinstrument, Zschr. f. Führung und Org. 3/1991: 215-220

Häussler, B.: Hürdenlauf - Qualitätssicherung in der ambulanten Versorgung, Mabuse 17 (1992) 28-31

Helou, A.; Perleth, M.; Bitzer, E. M.; Döring, H.; Schwartz, F. W.: Methodische Qualität ärztlicher Leitlinien in Deutschland, ZäfQ 1998: 421-428

Helou, A.; G. Ollenschläger: Ziele, Möglichkeiten und Grenzen der Qualitätsbewertung von Leitlinien. Zschr. ärztl. Fortbildung Qualitätssicherung (ZaeFQ) 92 (1998) 361-365

Hermanek, P. (Hrsg.): Diagnostische Standards, Deutsche Krebsgesellschaft: Qualitätssicherung in der Onkologie, Band 3.1, München, Bern, Wien (1995)

Hermenek, P.: Standard, Richtlinie oder Leitlinie, Onkologe 4 (1998) 382-386

Hildebrandt, H.; A. Domdey: Disease Management, Die Ersatzkasse, 2 (1996) 50-54

Igl, G.: Kein neues Problem - Qualitätssicherung alter und behinderter Menschen gewinnt sozialpolitisch zunehmend an Bedeutung, Selbsthilfe 5-6 (1992) 54-57

Jaster, Hans-J.: Qualitätssicherung im Gesundheitswesen, Stuttgart (1996)

Kath, R.; K. Höffken: Bedeutung evidenz-basierter Entscheidungen für die internistische Onkologie, Onkologe 4 (1998) 387-393

Kaltenbach: Qualitätsmanagement im Krankenhaus, 2. Aufl., Meisungen (1993)

Keller, Thomas: Beziehungsmanagement im Arzt-Patienten-Verhältnis, Universitätsverlag, Wiesbaden 2002

Kellnhauser, E.: Die Sicherung der Qualität in der Krankenpflege, Die Schwester/Der Pfleger 30 (1991) 332-336

Kersting T. und Eichhorn S.: „Prüfung von Wirtschaftlichkeit und Qualität der Krankenhausbehandlung: Das Modell der amerikanischen Medicare Peer

Kirch Peter: „Qualität und Wirtschaftlichkeit – neue Wege zu einer gemeinsamen Verantwortung". DOK 3 (1998) 70-77

Korn v., Angela (Hrsg.): Qualitätssicherung in der allgemeinen Krankenpflege, Schriftenreihe Krankenpflege (Facultas BRO) Bremen (1994)

Kuhlemann/Majerus/Möller: „Qualitätssicherung im Krankenhaus, Trugschlüsse biometrischer Untersuchungen.. Deutsches Ärzteblatt 93, Heft 36(1996) 1747-1750

Kunzendorff, E.; U. Scholl; M. Scholl: Lebensqualität und Coping im Vergleich mehrerer Gruppen chronisch Kranker während der stationären Rehabilitation. Rehabilitation 32 (1993) 177-184

Kurrath-Lies, Gerda: Sicherung der Pflegequalität bei chronisch Kranken, Die Schwester/Der Pfleger 31 (1992)744-753

15

Kommission zur Weiterentwicklung der Rehabilitation in der GRV: Abschlußberichte: Band II, Arbeitsbereich "Sozialmedizinische Grundlagen" Frankfurt 1991

Bericht der Rehakommission des Verbandes Deutscher Rentenversicherungsträger: Empfehlungen zur Weiterentwicklung der medizinischen Rehabilitation in der gesetzlichen Rentenversicherung - insbesondere Teil II, Kap.5+9 sowie Teil III, Kap. 5+9, Frankfurt 1991

Kutz, R. u. Moschner, M.: Zwischenbericht I des Modellprojektes Verbundsystem Pflege. Hrsg.: Stadt Münster 1993

Kutz, R.: Konzept: Wohnortnahe Rehabilitation, Münster 1993, unveröffentlichtes Manuscript

Kutz, R.: Empirischer Zwischenbericht Teil I und II, Hrsg.: Stadt Münster 1994

Kutz, R. u. Moschner, M.: Zwischenbericht II Modellprojekt Verbundsystem Pflege, Hrsg.: Stadt Münster 1994

Kutz, R.: Schätzungen des Einsparpotentials der Stadt Münster durch die Pflegeversicherung, Münster 1994

Kutz, R. : Konzept Qualitätsmanagement in der Pflege, Münster 1994

Kutz, R. : Konzept Ambulante Rehabilitation, Münster 1994

Kutz, R. u. Moschner, M.: Zwischenbericht III Modellprojekt Pflege, Hrsg.: Stadt Münster 1995

Kutz, R. u. Moschner M.: Abschlußbericht des Modellprojektes Verbundsystem Pflege, Hrsg.: Stadt Münster 1995,

Kutz, R.: Empirischer Endbericht - Auswertung der Dokumentation des Informations-büros Pflege, Hrsg.: Stadt Münster 1995,

Kutz, R.: Transparent und kompetent - Modell der Qualitätssicherung und -kontrolle für die Pflegeversicherung -, Teil I , Altenpflege Forum 3, 1995,

Kutz, R.: Transparent und kompetent - Modell der Qualitätssicherung und -kontrolle für die Pflege-versicherung -, Teil II , Altenpflege Forum 4, 1995,

Deutsche Gesellschaft für Gerontologie und Geriatrie: Fachbereich IV -Soziale Geron-tologie und Alten-arbeit: Professionelle Pflege alter Menschen - Positionspapier -, Freiburg 1995

Kutz, R.: Um Verbesserung der onkologischen Versorgung bemüht - Das Tumorzentrum Regensburg , Uni-Zeitung Mai 1996

Kutz, R., F. Hofstädter, M. Hamzakadi: Tumorzentrum Regensburg - Qualitätssicherung am Beispiel des colorektalen Karzinoms, in 'Der Allgemeinarzt' 16/96, S. 1744-1750

Altenhofen, L.; Kutz, R. et. al.: Modellprojekt zur Früherkennung des kolorektalen Karzinoms, Zwischenbericht Regensburg, Köln 1997

Kutz, Rudolf: Psychosoziale Ansätze in der Onkologie, in 2.Onkologisches Symposium, Tumorzentrum Regensburg (Hrsg.) 1998:49-72

Altenhofen, L.; Kutz, R. et. al.: Zwischenbilanz des Modellprojektes zur Förderung der Früherkennung des kolorektalen Karzinoms, Forum (Zeitschrift der Deutschen Krebsgesellschaft) 1998, S. 84-93

Altenhofen, L., Brenner, G., Flatten, G., Hofstädter, F., Kutz, R., Oliveira, J.:

Modellprojekt 'Früherkennung des kolorektalen Karzinoms', Abschlußbericht, Köln, Regensburg 1999

Kutz, R.: Aspekte der Patientenzufriedenheit, in 3. Symposium des Tumorzentrums (Hrsg.), Regensburg 1999: 1-15

Dammer R., V. Bonkowski, R. Kutz, J. Friesenecker, T. Schüsselbauer : Die Früherkennung von Mehrfachtumoren bei der Primärdiagnostik oraler Karzinome mit Hilfe der Panendoskopie; MundKieferGesichtsChir (1999) 3:61-66

Kutz, R., G. Wölfl, E. Grünzinger, F. Hofstädter: Externe Qualitätssicherung am Beispiel colorektaler Karzinome - Tumorzentrum Regensburg -, DKG - Forum 8/1999, S. 659-64

Kutz, R.: Patientenzufriedenheit in der onkologischen Versorgung - eine Pilotstudie - München 2003, http:www.grin.de.

Kutz, R.: Qualitätsmanagement in der empirischen Sozialforschung - Qualitative vs. quantitative Sozialforschung –. München 2003, http:www.wissen24.de

Kutz, R.: Studienbrief: Medizinsoziologie, Hrsg: DIPLOMA-Private FH Nordhessen 2003

Kutz, R.: Theorie und Anwendungsbereiche der Analytischen Soziologie, München 2004, http:www.wissen24.de

Kutz, R.: Transparent und kompetent - Modell der Qualitätssicherung und -kontrolle für die Pflegeversicherung -, Teil I, Altenpflege 'Forum' 3 (1995) 81ff.

Kutz, R.: Transparent und kompetent - Modell der Qualitätssicherung und -kontrolle für die Pflegeversicherung -, Teil II, Altenpflege 'Forum' 4 (1995) 105ff.

Kutz R., G. Wölfl, E. Grünzinger, F. Hofstädter: Externe Qualitässsicherung am Beispiel colorektaler Karzinome - Tumorzentrum Regensburg -, DKG - Forum 8/1999, 659-664

Lauterbach, Karl, W.: Die Möglichkeiten und Grenzen von Managed Care. In III. Asklepios Symposium 1997, Hrsg: Asklepios Kliniken GmbH (1998)

Luhmann, Niklas: Medizin und Gesellschaftstheorie, MMG 8 (1983) 168-175

Möller, Johannes: (1998) EFQM - Das Europäische Modell für ein Umfassendes Qualitätsmanagement im Gesundheitswesen, in III. Asklepios Symposium 1997, Hrsg: Asklepios Kliniken GmbH

Müller, J.: Manage Care in USA: Welche Erfahrungen sind auf Deutschland übertragbar. III. Asklepios Symposium, Wiesbaden 1997

Muller-M: Participative management in health care services. Curationis. 1995 Mar; 18(1): 15-21

Nagorny, H.-O.; Faus, G.; Plocek, M.: Qualitätsmanagement im Krankenhaus, ZaeFQ 1998: 208-214

Paeger, A.: Vom AMIQ-Baustein „Prozeßqualität zum Pathway Management und Disease Management, IV. Asklepioskongress, Wiesbaden 1998

Paeger Axel: „Ärzteschaft und Controlling: auf dem Weg zur Profit-Center-Idee". Gesundheitsökonomie & Qualitätsmanagement 2 (1997) 144-147

Paeger Axel: Quality improvement in Germany, Journal on Quality Improvement 1, 1997, 6-14

Paeger/Möller: „Interne Qualitätssicherung im Krankenhaus". f&w 3/97 14. Jahrg.: 242-245.

Piechowiak, H.: Soziamedizinische Analyse: Wie krank sind Reha-Antragsteller. Öff. Gesundh.-Wes. 50 (1988) 572-578

Piechowiak, H.: Evaluation der sozialmedizinischen Begutachtung, Öff. Gesundh.-Wes. 51 (1989) 599-603

Pientka, L.: Die Bedeutung evidenzbasierter Entscheidungen für die Gesundheitspolitik, Der Onkologe, 7 (1999) 577-580

Porszolt, F.: Können Standards die internistische Therapie für den Patienten transparent machen? Der Onkologe, 5 (1998) 436ff.

Porszolt, F.: Evidence-Based Medicine: Attitüde-Skills-Knowledge Die Reiehnfolge ist entscheidend. Gesundh.ökon.Qual-manag. 3 (1998) 192-197

Rath Thomas: „Qualitätssicherung im Krankenhaus. Warten auf den Durchbruch". DOK 3 (1. Febr. 97) 90-94.

Rau, Ferdinand: DRG-Einführung in Deutschland, ZaeFQ 2002: 498-504

Riegel Theo: „Qualitätssicherung im Krankenhaus aus der Sicht der Kostenträger". Das Krankenhaus 12/97. 725-738.

Rienhoff, O.: Qualitätsmanagement, in Schwartz, F. W., Badura, B., Leidl, R., Raspe, H., Siegrist, J. (Hrsg.): Das Public Health Buch, (1998) 585ff.

Robinson, J.C.: Deecline in Hospital Utilization and Cost Inflation Under Managed Care in California. JAMA Oct. 2 (1996) 1060-1064

Ruprecht Thomas M.: „Qualität im Gesundheitswesen".. Gustav-Fischer-Verlag. 1997: 75-81

Sachverständigenrat zur konzertierten Aktion im Gesundheitswesen: Jahresgutachten 1989, Bonn 1991

Sachverständigenrat für die konzertierte Aktion im Gesundheitswesen: Gesundheitsversorgung und Krankenversicherung 2000, Sachstandsbericht, Bonn (1994)

Sachverständigenrat für die konzertierte Aktion im Gesundheitswesen: Jahresgutachten 2000/2001, Bundestagsdruchsache 14/5660/5661, Bonn 2001

Selbmann, Hans-Konrad: (1998) Qualitätsstrategien für das Gesundheitswesen von morgen, in Asklepios Kliniken GmbH: IV. Asklepios Kongreß, Kronberg 1998

Selbmann, Hans-Konrad (Hrsg.): Evaluation qualitätssichernder Maßnahmen in der Medizin, Beiträge zur Gesundheitsökonomie 30, Gerlingen 1995

Selbmann, Hans-Konrad: Messen der Qualität, in Eichhorn P., Seelos H.-J., Schulenberg J.-M. (Hrsg.): Krankenhausmanagement, Müchen Jena 2000

Schmitz, Harald; Bauder, D.; Jacob, M; Schindler,I.: Kalkulation von Fallkosten in einem deutschen DRG-System, Das Krankenhaus 2002: 111-112

Schoppe, Chriastiane; Walger, Martin: Krankenhausspezifische Zertifizierungsverfahren KTQ startet 2002 (Teil II), Das Krankenhaus 2002: 15-20

Schöffski, Oliver; J.-Matthias Graf v.d. Schulenburg (Hrsg.): Gesundheitsökonomische Evaluation, Berlin Heidelberg 2002

Schumacher, Martin; Schulgen, Gabi: Methodik klinischer Studien, Springer, Berlin Heidelberg 2002

Schütze, F.: Die Technik des narrativen Interviews in Interaktionsfeldstudien, Arbeitsberichte und Forschungsmaterialien der Fakultät für Soziologie, Bielefeld 1977

Schuntermann, Michael, F.: Konzepte zur Beurteilung medizinischer Rehabilitationsmaßnahmen durch den Rentenverischerungsträger, Deutsche Rentenversicherung 4-5 (1988), 238-265

Schwartz, F.W., Badura, R. Leidl, H. Raspe, J. Siegrist: Das Publik Health Buch; München-Wien -Baltimore (1998)

Schwartz/Perleth: „Ein neuer Standard in der Qualitätssicherung: Die systematische Einbeziehung externer Wissensressourcen". Gesundh.ökon. Qual.-manag.2 (1997) 107-113.

The Joint Commission: „Journal on quality improvement" S. 40-47

Thiel, Volker; Steger, Kai-Uwe; Josten, Cornelia; Shemmer, Eckard: Evodence-based Nursing – missing link zwischen Forschung und Praxis, Pflege 2001: 267-276

Viethen, Gregor: Qualität im Krankenhaus - Grundbegriffe und Modelle des Qualitätsmanagements, Stuttgart 1995

Viethen, Gregor: Qualität rechnet sich - Erfahrungen zum Qualitätsmanagement im Krankenhaus, Stuttgart 1996

Viethen, G.; T. Dombert; M. Klinger; S. Lachmann; C. Bürk: Ein Trendinstrument zur Erhebung von Patientenzufriedenheit: Die Lübecker Fragebogen-Doppelkarte. Gesundh. Ökonom.Qual.manag. 2 (1997) 50-53

Walger Martin: „Qualitätssicherung in der stationären Versorgung". Das Krankenhaus 12/97: 721-724

Werntges, Axel: Die Prozeßmodule-Dokumentation und -optimierung mittels eines Handbuches gemäß der DIN EN ISO 9001, in III. Asklepios Symposium 1997, Hrsg: Asklepios Kliniken GmbH (1998)

BEI GRIN MACHT SICH IHR WISSEN BEZAHLT

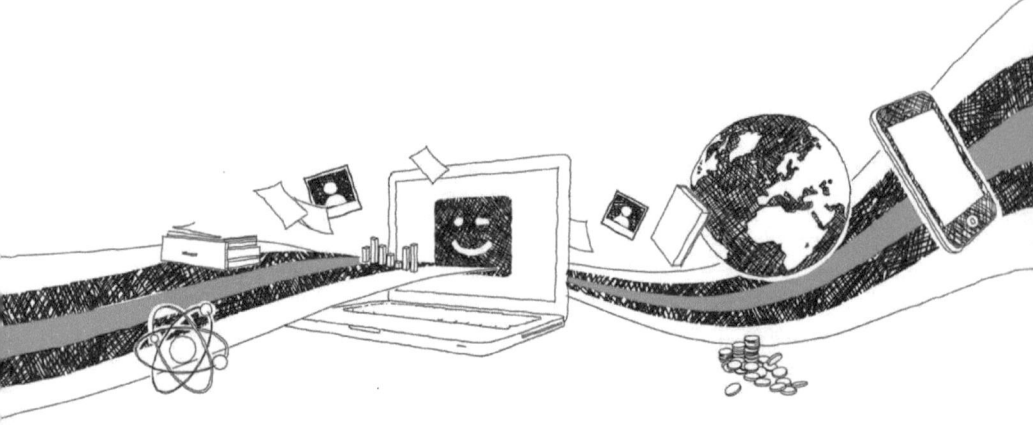

- Wir veröffentlichen Ihre Hausarbeit,
  Bachelor- und Masterarbeit

- Ihr eigenes eBook und Buch -
  weltweit in allen wichtigen Shops

- Verdienen Sie an jedem Verkauf

Jetzt bei www.GRIN.com hochladen und kostenlos publizieren

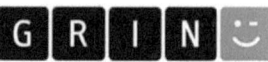